Jobin Jose
Anish Vijayan
Jayaprakash Krishnan

Desenvolvimento de novos sistemas de administração de fitoconstituintes

Jobin Jose
Anish Vijayan
Jayaprakash Krishnan

Desenvolvimento de novos sistemas de administração de fitoconstituintes

ScienciaScripts

Imprint

Any brand names and product names mentioned in this book are subject to trademark, brand or patent protection and are trademarks or registered trademarks of their respective holders. The use of brand names, product names, common names, trade names, product descriptions etc. even without a particular marking in this work is in no way to be construed to mean that such names may be regarded as unrestricted in respect of trademark and brand protection legislation and could thus be used by anyone.

Cover image: www.ingimage.com

This book is a translation from the original published under ISBN 978-620-2-05979-4.

Publisher:
Sciencia Scripts
is a trademark of
Dodo Books Indian Ocean Ltd. and OmniScriptum S.R.L publishing group

120 High Road, East Finchley, London, N2 9ED, United Kingdom
Str. Armeneasca 28/1, office 1, Chisinau MD-2012, Republic of Moldova, Europe
Printed at: see last page
ISBN: 978-620-7-90220-0

ÍNDICE

CAPÍTULO 1 — 2
CAPÍTULO 2 — 4
CAPÍTULO 3 — 7
CAPÍTULO 4 — 9
CAPÍTULO 5 — 11
CAPÍTULO 6 — 22
CAPÍTULO 7 — 35
CAPÍTULO 8 — 36
CAPÍTULO 9 — 39
CAPÍTULO 10 — 40

CAPÍTULO 1
INTRODUÇÃO

Nos últimos anos, os medicamentos à base de plantas têm um papel importante na cura de doenças. Nos anos actuais, as formulações à base de plantas são amplamente utilizadas nos novos sistemas de administração de medicamentos. A erva é uma planta ou parte de planta utilizada principalmente como sabor, aroma e também para fins terapêuticos. A formulação à base de plantas tem menos efeitos secundários em comparação com a formulação sintética. Nos últimos anos, registaram-se grandes avanços no desenvolvimento de novos sistemas de administração de fármacos a partir de extractos de plantas e de moléculas activas. Muitos problemas relacionados com a terapia convencional podem ser ultrapassados através de um sistema de administração controlada de fármacos bem concebido e também aumentar o efeito terapêutico dos fármacos. A administração de uma quantidade óptima no momento certo causa menos toxicidade e efeitos secundários mínimos. As diferentes variedades de novas formulações à base de plantas incluem microesferas, nanopartículas, nanocápsulas, lipossomas, fitossomas, nanoemulsão, etossomas e transferossomas. As principais vantagens das novas formulações à base de plantas são a melhoria da distribuição nos macrófagos dos tecidos, a libertação sustentada do fármaco, a proteção contra a toxicidade, o aumento da solubilidade, a melhoria da biodisponibilidade, a proteção contra a degradação, o aumento da estabilidade e melhores actividades farmacológicas.

Desde a antiguidade, a árvore de neem tem um grande número de actividades farmacológicas. Todas as partes da árvore de neem são utilizadas em preparações terapêuticas para uso interno e tópico. O neem consiste em folhas frescas ou secas de *Azadirachta indica*, pertencente à família *Meliaceae*. Verificou-se que o extrato metanólico de cana do Neem tem uma atividade antimicrobiana significativa. O extrato metanólico de anona apresenta uma elevada atividade antibacteriana contra as bactérias gram positivas e gram negativas. O neem é uma das fórmulas à base de plantas que tem menos efeitos secundários.

As microesferas são partículas esféricas muito pequenas, cujo diâmetro se situa na gama dos micrómetros, na sua maioria entre 1 e 1.000 mm. Os polímeros naturais e os polímeros sintéticos são utilizados para a preparação de microesferas. Nas microesferas, os fármacos são dispersos sob a forma cristalina ou finamente dividida. A formulação à base de plantas também é incorporada nas microesferas.

Os géis são substâncias gelatinosas semi-sólidas que podem ter propriedades que variam de macias e fracas a duras e resistentes. Os géis são definidos de tal forma que são um sistema de ligações cruzadas substancialmente diluído que não flui no seu estado estacionário. Quando comparados com outras preparações tópicas semi-sólidas, tais como pomadas, cremes, etc., os géis são fáceis de preparar, aumentam a penetração nas camadas da pele sem adição de intensificadores químicos e podem conter agentes terapêuticos hidrofílicos e lipofílicos. Na era atual, estão disponíveis no mercado vários géis novos, nomeadamente organogel, hidrogel, xerogel e hidrogel nano-composto. Entre estes, o hidrogel tem mais aplicações terapêuticas.

Os hidrogéis são redes de cadeias de polímeros hidrofílicos e, por vezes, também se encontram sob a forma de gel coloidal. Os materiais naturais de hidrogel incluem a agarose, a metilcelulose, etc. É utilizado no desenvolvimento de sistemas de libertação sustentada de fármacos.

CAPÍTULO 2

História dos medicamentos à base de plantas

Nos antigos papiros chineses e egípcios, a escrita descreve a utilização medicinal da planta já em 3000 a.C. As culturas nativas (como as nativas americanas e africanas) utilizavam ervas nos seus rituais medicinais. Enquanto outras estabeleceram sistemas médicos tradicionais (como Siddha, Ayurveda, Unani e MTC) nos quais a terapia com ervas era utilizada[1,2]. Nos anos actuais, o consumo de medicamentos à base de plantas e outros produtos botânicos no Ocidente aumentou. No passado, as nossas práticas medicinais eram largamente dominadas por medicamentos à base de plantas. Em contrapartida, muitas nações em desenvolvimento continuaram a beneficiar do rico conhecimento do herbalismo medicinal. O sistema de medicina Siddha utiliza cerca de 600, a Ayurveda 700, a Unani 700 e a medicina moderna cerca de 30 espécies de plantas. A seguir à tecnologia da informação, a tecnologia herbal será o maior gerador de receitas da Índia nos próximos anos[3].

Medicamentos à base de plantas

Nos últimos anos, os medicamentos à base de plantas e as suas formulações têm sido amplamente utilizados nos países em desenvolvimento e nos países desenvolvidos[4] e tem-se dado grande atenção ao desenvolvimento de novos sistemas de administração de medicamentos (NDDS). Devido à disponibilidade de plantas medicinais nas diferentes zonas bioclimáticas, a Índia é conhecida como o "Empório das Plantas Medicinais". As plantas medicinais fornecem sempre agentes terapêuticos valiosos, tanto na medicina moderna como no sistema tradicional de medicina. A medicina tradicional, que está amplamente difundida, e as plantas contêm uma grande quantidade de fontes químicas naturais que conduzem ao desenvolvimento de novos medicamentos[5].

Aproximadamente 80% da população mundial, os medicamentos à base de plantas são utilizados nos países em desenvolvimento para os cuidados de saúde primários. As plantas medicinais têm merecido a atenção não só de especialistas de vários sistemas de medicina, mas também das comunidades científicas pertencentes a diferentes disciplinas. As investigações centraram-se na análise da eficácia dos medicamentos à base de plantas utilizados na medicina tradicional devido ao seu baixo custo e também aos seus efeitos secundários reduzidos [6]. Atualmente, a Organização Mundial de Saúde (OMS) definiu a medicina tradicional (medicamentos à base de plantas) como compreendendo práticas terapêuticas que existiam, muitas vezes há centenas de anos, antes da expansão e difusão da medicina moderna e que ainda hoje são utilizadas. Para o desenvolvimento de um agente terapêutico potente, as plantas medicinais desempenham um papel importante [7].

Existem mais de 1,5 milhões de praticantes de sistemas medicinais tradicionais que utilizam plantas medicinais em aplicações preventivas, promocionais e curativas. As plantas e as fontes naturais constituem a base da medicina moderna atual e contribuem em grande medida para as preparações comerciais de medicamentos fabricadas hoje em dia. Cerca de 25% dos medicamentos prescritos em todo o mundo são derivados de plantas [8].

Foi relatada uma variedade de novas formulações à base de plantas, como nanopartículas, nanocápsulas, lipossomas, fitossomas, nanoemulsões, microesferas, transferossomas e etossomas, utilizando extractos de plantas e bioactivos [9]. Afirma-se que as novas formulações apresentam vantagens significativas em relação às formulações convencionais de actividades e extractos de plantas [10].

Na pesquisa atual, revelou-se que aproximadamente 60% dos agentes antitumorais e anti-infecciosos comercialmente acessíveis, e alguns em várias fases de desenvolvimento clínico, são originários de fontes naturais [11]. As plantas não só continuam a manter o seu significado histórico como fontes importantes para o desenvolvimento de novos fármacos, como também são úteis como fontes para o crescimento de novos fármacos, e também são uma fonte útil de "compostos principais" para modificação e otimização estrutural que podem ser utilizados como sondas específicas em estudos bioquímicos. Mais recentemente, a produção de compostos precursores e o processo de descoberta de medicamentos foram significativamente influenciados por abordagens emergentes [12].

Vantagens

- **Menos efeitos secundários**: As fórmulas à base de plantas são bem toleradas pelo doente, com menos consequências indesejadas do que os medicamentos farmacêuticos, e têm normalmente menos efeitos secundários do que os medicamentos tradicionais e podem ser mais seguras de utilizar ao longo do tempo [13].
- **Baixo custo:** As ervas custam muito menos do que os medicamentos sujeitos a receita médica. A investigação, os testes e a comercialização aumentam consideravelmente o custo dos medicamentos sujeitos a receita médica. Em comparação com os medicamentos sintéticos, as ervas tendem a ser baratas.
- **Disponibilidade alargada**: As vantagens dos medicamentos à base de plantas são a sua disponibilidade. Não há necessidade de receita médica para a disponibilidade das ervas. Em algumas partes remotas do mundo, as ervas podem ser o único tratamento disponível para a maioria das pessoas [14].
- **Eficazes em doenças crónicas**: Os medicamentos à base de plantas tendem a ser mais eficazes para queixas de saúde de longa data que não respondem bem aos medicamentos tradicionais. Um exemplo são as ervas e os remédios alternativos utilizados para tratar a artrite [15].

CAPÍTULO 3

Factores que afectam a pureza e a qualidade dos medicamentos à base de plantas

Adulteração

A adulteração de medicamentos é um dos principais problemas que afectam a qualidade dos medicamentos à base de plantas. A adulteração significa misturar ou substituir o material original do medicamento por outro espúrio, inferior e estragado, inútil, outra parte da mesma ou de outra planta ou substâncias nocivas ou medicamentos que não estejam de acordo com as normas oficiais

1. Recolha incorrecta: A forma incorrecta de recolha das partes vegetais está na origem da adulteração.

2. Preparação incorrecta

   Não remoção das partes ou estruturas indesejáveis das plantas, por exemplo, a cortiça deve ser removida do rizoma do gengibre. Devem ser respeitadas condições de secagem adequadas. Condições de secagem inadequadas podem levar a adulterações não intencionais, por exemplo, se as folhas de digitalis forem secas acima de 65°C, a decomposição dos glicosídeos ocorre por hidrólise enzimática [16].

3. Armazenamento incorreto

   A deterioração dos medicamentos ocorre especialmente durante o armazenamento, levando à perda de ingredientes activos e, em casos extremos, à produção de metabolitos tóxicos. Os vários factores físicos, como o ar (oxigénio), a humidade, a luz e a temperatura, podem provocar a deterioração direta ou indiretamente [17].

4. Substituição incivilizada por materiais vegetais

5. Substituição por medicamentos esgotados

Os medicamentos à base de plantas contêm misturas de muitos constituintes e também os materiais vegetais que são química e naturalmente variáveis também pela qualidade e fontes.

Kulkarni GT et.al estudaram que os fármacos à base de plantas são utilizados para muitas doenças, mas têm alguns problemas de estabilidade e também uma fraca solubilidade lipídica. Assim, para ultrapassar estes problemas, surgiram novos sistemas de administração de medicamentos à base de plantas para fitomedicamentos. Os novos sistemas de administração de fármacos à base de plantas incluem lipossomas, fitossomas, etossomas, transferossomas e sistemas de administração de partículas, que incluem microesferas, microesferas, nanopartículas e micro-nanoemulsões. Quando os medicamentos à base de plantas são incorporados neste sistema, melhoram a estabilidade, a biodisponibilidade e reduzem a toxicidade [18].

Thillaivanan S et.al, efectuou um estudo sobre os constrangimentos, as oportunidades e os desafios relacionados com os medicamentos à base de plantas. Nos países em desenvolvimento e nos países desenvolvidos, a medicina à base de plantas tem sido amplamente utilizada nos últimos anos. Os sistemas indianos de medicina siddha, Ayurveda e Unani englobam principalmente os medicamentos à base de plantas. De acordo com os estudos, os medicamentos à base de plantas têm menos efeitos secundários quando comparados com os medicamentos convencionais. O artigo analisou que existem muitas oportunidades para os medicamentos à base de plantas no cultivo de plantas medicinais, na exportação de plantas medicinais, em empresas de fabrico de medicamentos, etc. [19].

<h1 style="text-align:center">CAPÍTULO 4</h1>

Microesferas

As microesferas são partículas esféricas muito pequenas, cujo diâmetro se situa na gama dos micrómetros, na sua maioria linn -lOOOiini. Um dos principais sistemas inovadores de administração de medicamentos são as microesferas. São utilizados polímeros naturais e polímeros sintéticos para a preparação de microesferas. Nas microesferas, os fármacos são dispersos sob a forma cristalina ou finamente dividida [20].

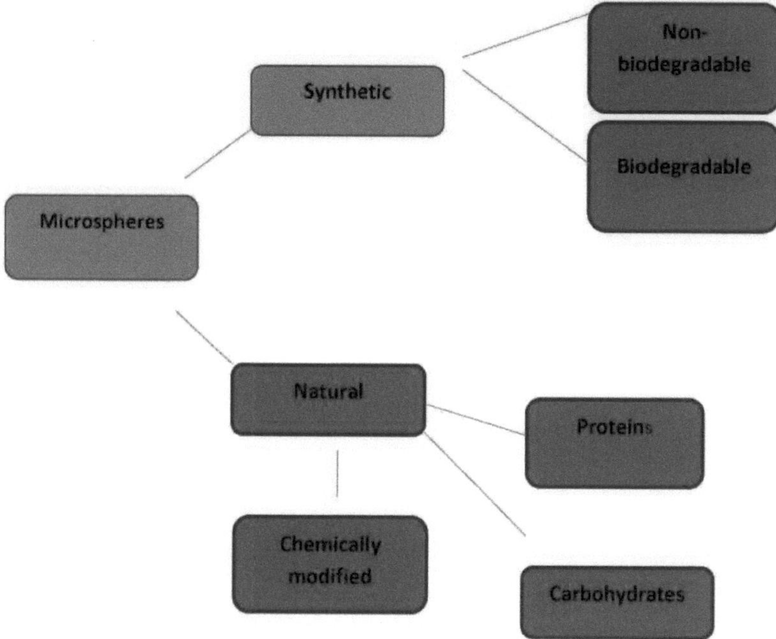

Fig1.Classificação das microesferas.

Os exemplos são os seguintes:

Materiais sintéticos não biodegradáveis: Acroleína, polímero epóxi

Materiais sintéticos biodegradáveis: Ácido lático, glicolídeos

Proteínas: Albumina, Gelatina, Colagénio

Hidratos de carbono: Amido, glucose, quitosano, carragenina

Modificado quimicamente: Poli dextrano, poli amido

CAPÍTULO 5

Tipos de microesferas

1. Microesferas bioadesivas

2. Microesferas flutuantes

3. Microesferas magnéticas

4. Microesferas radioactivas

5. Microesferas poliméricas

    a) Microesferas poliméricas biodegradáveis

    b) Microesferas poliméricas sintéticas

1. Microesferas bioadesivas

Como o nome indica, a adesão à membrana mucosa, como a ocular, bucal, rectal, etc., em relação ao dispositivo de administração de medicamentos é bioadesão. Por adesão entende-se o fármaco que adere à membrana através da propriedade de aderência do polímero. As microesferas de polímero bioadesivo prolongam o efeito no local de aplicação e produzem um efeito terapêutico melhor e mais eficaz [21].

2. Microesferas flutuantes

Este tipo de microesferas tem uma densidade a granel inferior à do fluido gástrico, pelo que se mantém flutuante no estômago e não tem qualquer efeito na taxa de esvaziamento gástrico. Neste tipo, os medicamentos são administrados sob a forma de microesferas flutuantes e o seu efeito terapêutico é prolongado. Aqui, a libertação do fármaco é lenta e flutua no conteúdo gástrico, de modo a aumentar a permanência gástrica e a variação da concentração plasmática e também a minimizar o dumping da dose [22].

3. Microesferas magnéticas

Este é um dos sistemas de administração de fármacos mais importantes, uma vez que localiza o fármaco no local da doença. Neste caso, existem muitos transportadores magnéticos que receberão respostas magnéticas ao campo magnético dos materiais incorporados que são utilizados para a microesfera magnética: dextranos, quitosano, etc. Neste caso, é necessária uma menor quantidade de fármaco, uma vez que são utilizados fármacos magneticamente direccionados [23].

4. Microesferas radioactivas

Estes tipos de microesferas são mais eficazes no caso dos tumores. Estas são injectadas nas artérias, de modo a serem levadas para a parte do tumor, para que a microesfera radioactiva emita uma radiação elevada na área visada sem afetar as células normais [24].

5. Microesferas poliméricas

Pode ser classificado em 2

a) Microesferas poliméricas biodegradáveis

O amido é biodegradável e bioadesivo por natureza. Estes polímeros têm um contacto prolongado com a membrana mucosa devido à sua natureza de inchaço na água, pelo que podem facilmente formar gel e têm também um tempo de residência elevado. As desvantagens da microesfera de polímero degradável são a baixa eficiência de carga do fármaco e a dificuldade de controlo da libertação do fármaco. No entanto, tem um vasto leque de aplicações [25].

b) Microesferas poliméricas sintéticas

É sobretudo utilizada como material de enchimento, partículas embólicas, veículos de libertação de fármacos, etc., e tem amplas aplicações clínicas. É segura e compatível, mas neste tipo de microesferas existe a possibilidade de se afastar do local de injeção e provocar embolias, lesões nos órgãos, etc. [26].

Características ideais das microesferas

- Deve incorporar uma concentração razoavelmente elevada do

medicamento.

- Tamanho de partícula controlado e solubilidade em veículos aquosos para injeção.

- Biocompatibilidade com uma biodegradabilidade controlável.

- Suscetibilidade à modificação química.

- Estabilidade da preparação após a síntese com um prazo de validade clinicamente aceite.

- Libertação do reagente ativo com bom controlo numa escala de tempo alargada.

Métodos gerais de preparação de microesferas

1. Secagem por pulverização
2. Evaporação do solvente
3. Técnicas de emulsão simples
4. Técnicas de dupla emulsão
5. Técnica de coacervação por separação de fases
6. Secagem por pulverização e congelação por pulverização
7. Extração por solventes
8. Difusão de solventes em emulsões Quassi

1. Secagem por pulverização

Neste caso, o polímero é dissolvido em solventes adequados, como acetona, diclorometano, etc. A forma sólida do fármaco é depois dispersa na solução acima referida com a ajuda de homogeneização a alta velocidade e atomizada com ar quente. Depois disso, pequenas gotículas são formadas devido à atomização e este solvente evapora, o que resulta na formação de microesferas (1-100μm). Usando o separador de ciclone, as micropartículas são removidas e o traço de solvente por secagem a vácuo [27].

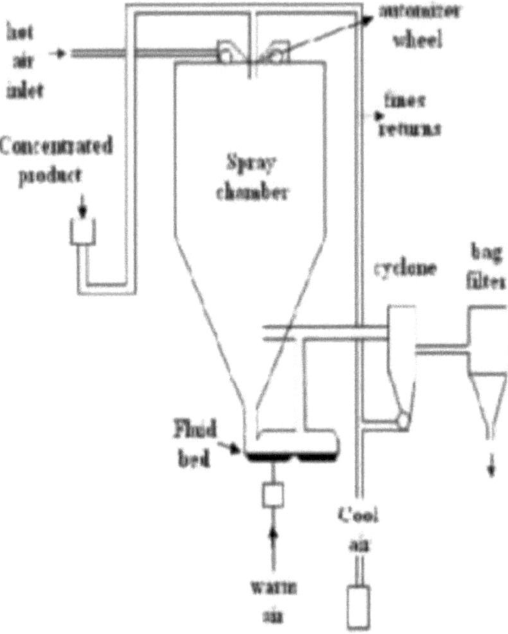

Fig.2. Esquema de processamento para a preparação de microesferas pelo método de secagem por pulverização

2. Evaporação do solvente

A evaporação do solvente é efectuada principalmente na fase líquida do veículo e o revestimento da microcápsula dispersa-se no solvente volátil. Para a microencapsulação, o material do núcleo é disperso numa solução de polímero de revestimento. O material do núcleo é dissolvido na fase líquida do veículo de fabrico para obter um tamanho específico de microcápsula. Se necessário, o solvente é evaporado para que ocorra a contração do polímero em torno do núcleo. Os materiais do núcleo são de dois tipos, ou seja, os solúveis em água incham os materiais insolúveis em água, se o núcleo for solúvel em solução de polímero, então é uma microcápsula do tipo matriz. A evaporação do solvente é um dos métodos amplamente utilizados na preparação de microesferas [28].

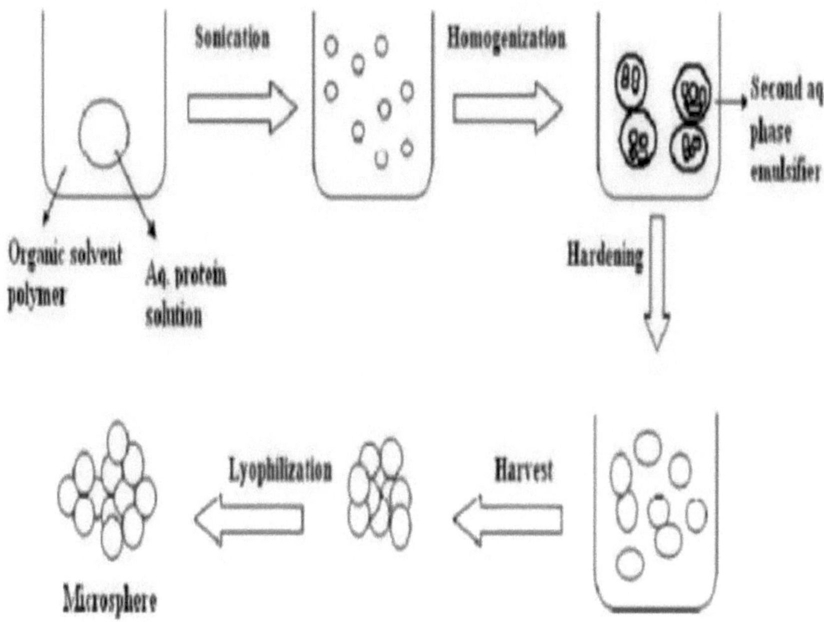

Fig.3.Esquema de processamento da microesfera
Preparação pela técnica de evaporação de solventes

3. Técnicas de emulsão simples

Os polímeros naturais, como os hidratos de carbono e as proteínas, são preparados por esta técnica. O processo envolve:

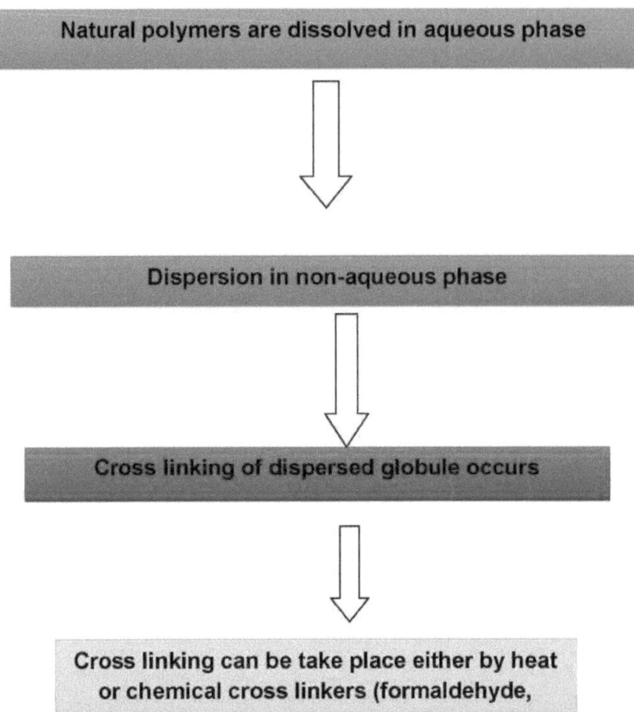

Os reticulantes químicos são utilizados para substâncias sensíveis ao calor. Mas o inconveniente dos reticuladores químicos é a maior exposição dos produtos químicos aos ingredientes farmacêuticos activos durante o fabrico [29].

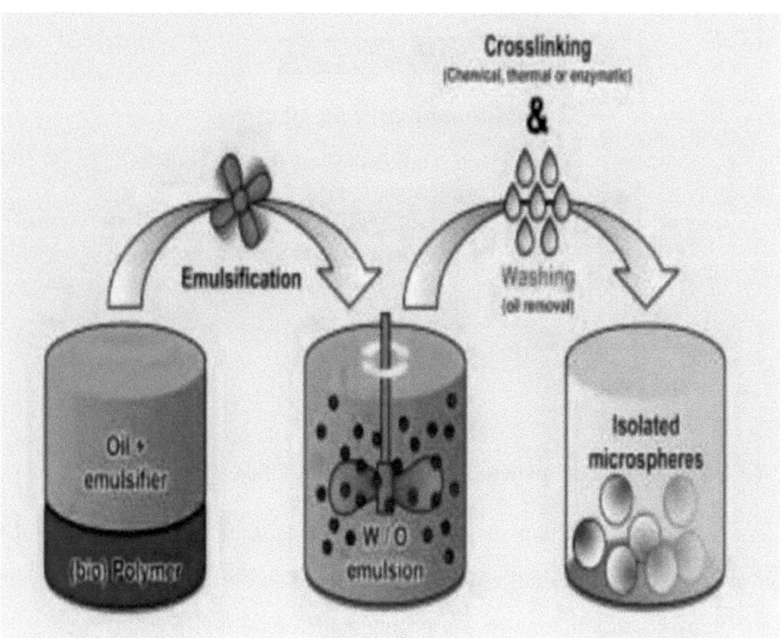

Fig.4.Esquema de processamento para a preparação de microesferas pela técnica de emulsão simples

4. Técnicas de dupla emulsão

Nesta técnica, forma-se uma emulsão múltipla do tipo p/p/p. Esta técnica é muito útil no caso de medicamentos solúveis em água, proteínas, péptidos, vacinas, etc. Neste caso, podem ser utilizados polímeros naturais e sintéticos[30]. O processo envolve:

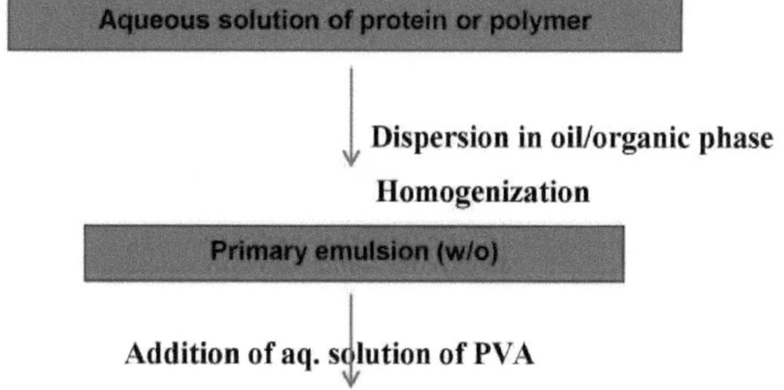

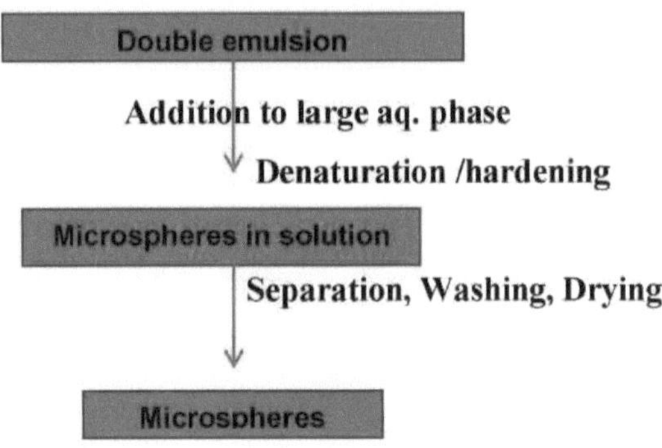

4. Técnica de coacervação por separação de fases

Neste método, formam-se coacervados. Os coacervados são fases ricas em polímeros formadas pelo princípio da diminuição da solubilidade do polímero na fase orgânica. Neste caso, adiciona-se um polímero incompatível à solução de polímero, onde as partículas de fármaco são dispersas, e adiciona-se um não-solvente para solidificar o polímero. Neste processo, a formação de coacervados determina a taxa de distribuição da película de polímero, o tamanho das partículas, etc. Utilizando um agitador de alta velocidade, os aglomerados são evitados e resultam na formação de microesferas onde os glóbulos polimerizados começam a aderir e a formar aglomerados, pelo que as variáveis do processo são críticas. O butadieno é utilizado como polímero incompatível para a preparação de microesferas de ácido poliláctico (PLA) [31].

5. Secagem por pulverização e congelação por pulverização

Estes dois processos são utilizados para a remoção do solvente e o arrefecimento da solução. Neste processo, ocorre a secagem da névoa de polímero e fármaco com ar.

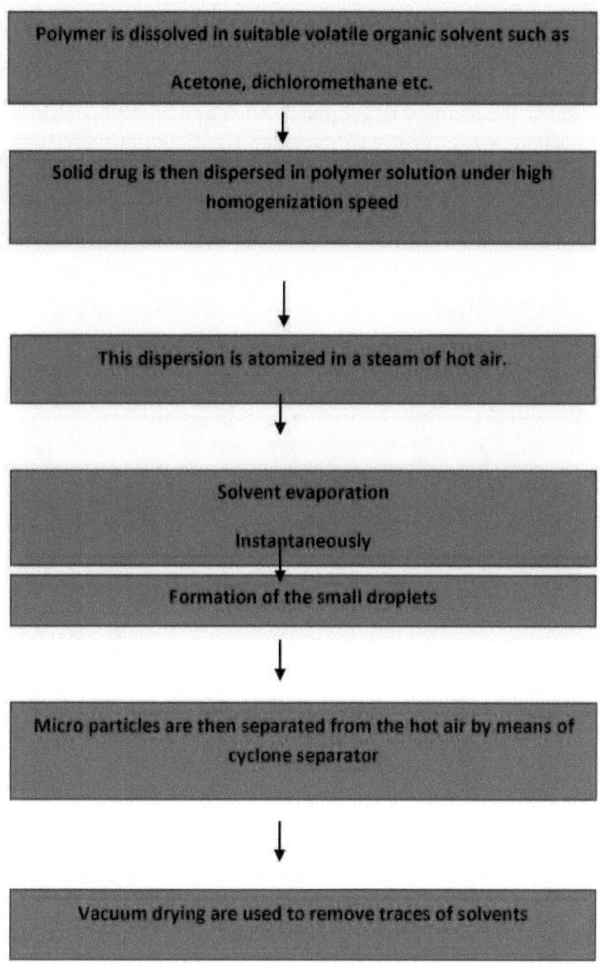

Fig.5 Esquema de processamento para a preparação de microesferas por secagem por pulverização e congelação por pulverização

6. Extração por solventes

Este método é utilizado no fabrico de micropartículas, o que implica a remoção da fase orgânica através da extração de um solvente não aquoso. Neste método, é utilizado um solvente orgânico miscível em água, maioritariamente isopropanol. Neste processo, o tempo de espera da microesfera diminui e a fase orgânica pode ser removida por extração com água. A única diferença deste processo é a incorporação direta do fármaco ou da proteína na solução orgânica do polímero. A temperatura da água, a relação entre o volume da emulsão e a água e o perfil de solubilidade do polímero são factores que dependem da taxa de remoção do solvente pelo método de extração [32].

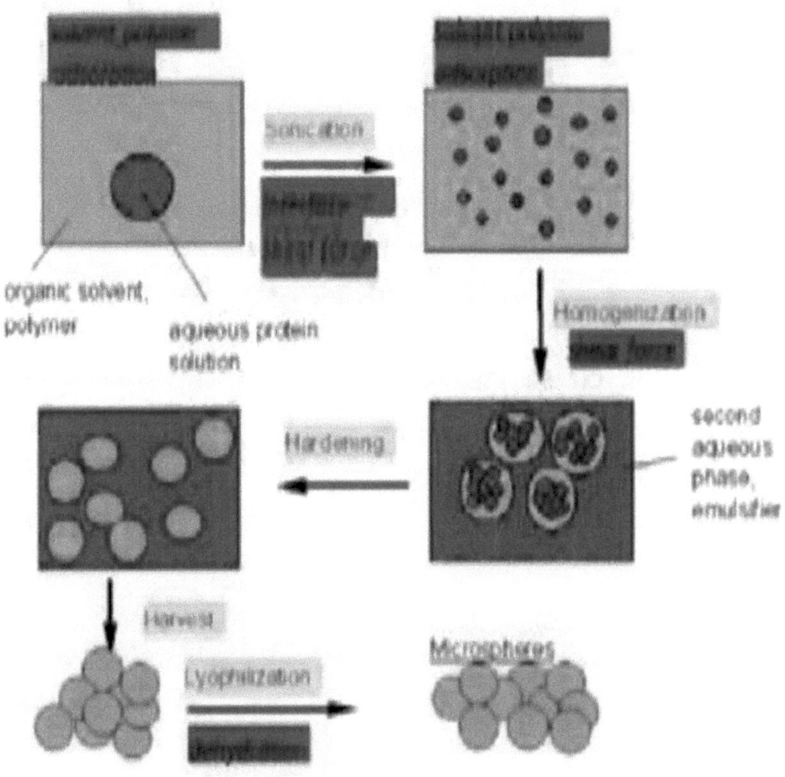

Fig.6.Esquema de processamento para a preparação de microesferas pela técnica de extração por solventes

7. Difusão de solventes em emulsões Quassi

Este método é utilizado para o fabrico de microesponjas e microesferas de libertação controlada. Microesferas de libertação controlada preparadas com polímero acrílico. As microesferas são preparadas utilizando água destilada e álcool polivinílico como fase externa; e etanol e polímero como fase interna. Neste processo, a fase interna é preparada a 60°C e a fase externa é adicionada à temperatura ambiente. Em seguida, agita-se durante 2 h após a formação da emulsão e filtra-se para separar as microesponjas, que são depois lavadas e secas a 40°C em estufa de vácuo durante 1 dia [33].

CAPÍTULO 6

Limitações das microesferas

1. A reprodutibilidade é menor
2. Os custos de material e de transformação são mais elevados.
3. Destino da matriz polimérica e seu efeito no ambiente.
4. Diferentes condições, como a temperatura, a adição de solvente, o pH, etc., influenciam a estabilidade do material do núcleo.
5. Destino dos aditivos de polímeros (plastificantes, antioxidantes, cargas)

Aplicações

- Para disfarçar o sabor amargo e o odor
- Pode retardar a volatilização.
- A solubilidade de um medicamento pouco solúvel pode ser aumentada através da redução do tamanho das partículas
- Proporciona um efeito terapêutico prolongado e diminui a toxicidade.
- É possível obter uma concentração constante do medicamento no sangue.
- Evita a clivagem fotolítica e enzimática do fármaco, pelo que se considera ser a melhor forma de administração de proteínas.
- Ajuda a disfarçar o sabor desagradável, convertendo o líquido em sólido.
- Utilização para administração de medicamentos por via oftálmica, nasal, bucal, gastrointestinal, transdérmica, colónica e vaginal[34]

Avaliação de microesferas

1. Tamanho e forma das partículas

É visualizado por meio de microscópio de luz (LM) e microscópio eletrónico de varrimento (SEM).

2. Determinação da densidade

A densidade da microesfera é determinada utilizando um picnómetro multivolume.

3. Ponto isoelétrico

A mobilidade electroforética pode ser medida por microeletroforese, a partir da qual se determina o ponto isoelétrico.

4. Índice de inchaço

Pode ser calculado através da seguinte fórmula,

Índice de inchamento = (massa da microesfera inchada - massa da microesfera seca/massa da microesfera seca) 100.

5. Eficiência do aprisionamento de drogas

Calcula-se a fórmula,

$$\% \text{ entrapment} = \frac{\text{actual drug content}}{\text{theoritical drug content}} \times 100$$

6. Ângulo de contacto

Pode ser determinada pela propriedade de humedecimento de um suporte de micropartículas.

Os fármacos à base de plantas também podem ser incorporados nas microesferas para uma melhor libertação do fármaco e também para uma melhor eficiência de aprisionamento [35]. O óleo de ksheerba é incorporado nas microesferas, o que proporciona uma boa libertação e também foram preparadas microesferas carregadas com curcumina, o que proporciona uma boa eficiência terapêutica.

Dehghan S.et.al formulou nifidipina contendo microesferas para um sistema adequado de libertação sustentada. Foi preparado pelo método de evaporação de solvente e o fármaco foi carregado na microesfera por Eudragit RL 100. Foi determinado o efeito de diferentes variáveis, como a quantidade de polímero, o estabilizador e o rácio fármaco/polímero. A partir daí, foram concebidas oito formulações diferentes pelo método de conceção fatorial e o fármaco foram determinados. A microesfera formulada proporciona uma boa ação de libertação sustentada [36].

Kumar K.et.al desenvolveram uma microesfera flutuante de curcumina para prolongar o tempo de permanência no estômago e aumentar a biodisponibilidade. Foram preparadas utilizando hidroxilpropilmetilcelulose (HPMC) e etilcelulose (EC) pelo método de difusão de solventes. Foram avaliados o tamanho das partículas, a eficiência do aprisionamento, a libertação do fármaco, etc. Utilizou-se a microscopia ótica e a microscopia eletrónica de varrimento (SEM) para determinar a morfologia e a forma. A partir dos estudos, verificou-se que a microesfera de curcumina era um bom sistema de libertação flutuante que pode ser utilizado para a administração oral sustentada de curcumina [37].

Patel KS. et.al desenvolveram uma microesfera de nicorandil de libertação sustentada à base de quitosano para reduzir a frequência da dose. É preparada pelo método de ligação cruzada em emulsão. O tamanho das partículas varia entre 65,67-146,67 e a eficiência de aprisionamento foi de 41,67-77,33%. A partir da microscopia eletrónica de varrimento (SEM), verificou-se que a microesfera tem uma superfície lisa e uma forma esférica. O modo de libertação do fármaco da microesfera de quitosano carregada com nicorandil foi a difusão fickiana. As microesferas de nicorandil à base de quitosano reduzem a frequência da dose [38].

O sistema de libertação controlada de fármacos desenvolvido para o antagonista dos receptores da angiotensina-II, telmisartan, foi realizado por Gaur PK et.al. Foi preparado pelo método de evaporação de solventes e as propriedades físico-químicas foram determinadas. *Os* estudos *in vivo foram* efectuados em diferentes pH (pH 1,2 durante 2 h, pH 6,8 durante 4 h, pH 7,4 durante 18h). Verificou-se que a eficiência de aprisionamento era de 58,6-90,56% e foram avaliados o ângulo de repouso, as densidades aparente e de contacto, os índices de Carr' s e o rácio de Hausner. A pH 7,4, verificou-se uma libertação estável do fármaco. A formulação desenvolvida mostra uma boa eficiência de aprisionamento e também o método de evaporação do solvente foi considerado muito fácil [39].

Baste NS.et.al desenvolveu uma microesfera de libertação controlada de cloridrato de ambroxol. Foram estudadas várias propriedades, como o tamanho das partículas e a eficiência de encapsulamento. Foram efectuados estudos de solvopia (SEM), difractometria de raios X, calorimetria diferencial de varrimento, etc. Da análise SEM verificou-se que a microesfera é esférica, discreta, com uma estrutura lisa e não porosa. A partir da difração de raios X, verificou-se que a cristalinidade do fármaco diminuiu. E a percentagem de fármaco encapsulado é de 86-95%. A formulação preparada apresenta bons parâmetros de avaliação [40].

Buzia OD et.al prepararam microesferas de quitosano com vancomicina utilizando tripolifosfato de sódio (TPP) e KOH como agente de reticulação através do método de gelificação interna. A microscopia eletrónica de varrimento (SEM) revelou que a microesfera de quitosano-KOH era lisa e esférica e que a microesfera de quitosano-TPP tinha uma estrutura esférica. A eficiência de aprisionamento do quitosano-TPP (66,8-78,18%) foi maior quando comparada com a do quitosano-KOH (48,8-52,6%). A formulação preparada mostrou ter uma estrutura esférica [41].

Kadam NR.et.al estudaram o facto de a utilização de microesferas como transportador de fármacos poder aumentar o efeito terapêutico de um fármaco. Uma das principais vantagens é a especificidade e a manutenção da concentração do fármaco no local. O fármaco pode ser direcionado para um local específico utilizando a microesfera e a sua taxa pode ser alcançada através da localização do fármaco numa área específica. Este local específico inclui principalmente os pulmões, as células de kupffer, etc. O estudo indica que as microesferas podem aumentar o efeito terapêutico do fármaco [42].

Rai SY.et.al prepararam microesferas de Eudragit S100 carregadas com clotrimazol pelo método de evaporação de solvente em emulsão. Foram estudadas as variáveis da formulação, tais como a relação fármaco-polímero, o tensioativo e o tamanho das partículas. Foi utilizado um desenho fatorial Box-Behnken para otimizar e caraterizar a formulação. O tamanho da partícula foi de 35,6μ e teve 83,3% de eficiência de aprisionamento. Este estudo mostrou a melhor eficácia de aprisionamento da formulação com microesferas [43].

PELE

A pele é o órgão mais extenso e facilmente acessível do corpo humano. Microscopicamente, a pele é definida como um órgão multicamadas composto por muitas camadas histológicas. A pele cobre uma média de $20000cm^2$ de área de superfície e recebe quase um terço de todo o sangue que circula pelo corpo [44]. O corpo humano contém principalmente dois sistemas de proteção contra os organismos nocivos existentes no ambiente. Os dois sistemas de defesa são o sistema de defesa interno e o sistema de defesa externo. O sistema de defesa interno, que elimina as bactérias e os microrganismos que já atacaram o corpo e os sistemas de defesa externos que não permitem a entrada do microrganismo no corpo. A pele é um dos maiores sistemas de defesa externa, que cobre a parte exterior do corpo e se combina com as mucosas digestiva e respiratória para formar uma cápsula que separa as estruturas internas do corpo. A pele também actua como barreira mecânica entre a parte interna do corpo e o mundo exterior. A temperatura da pele varia entre 30-40°C, o que depende das condições ambientais [45].

Anatomia da pele

A pele é um órgão com várias camadas, composto por três camadas histológicas principais. A camada externa é conhecida como epiderme, a camada média é a derme e a camada interna é chamada hipoderme [46]. Os folículos pilosos e os ductos sudoríparos são os dois órgãos especializados que se originam nas profundezas da derme e terminam na superfície externa do estrato córneo, proporcionando um canal para a passagem de substâncias entre o ambiente externo e a rede capilar [47].

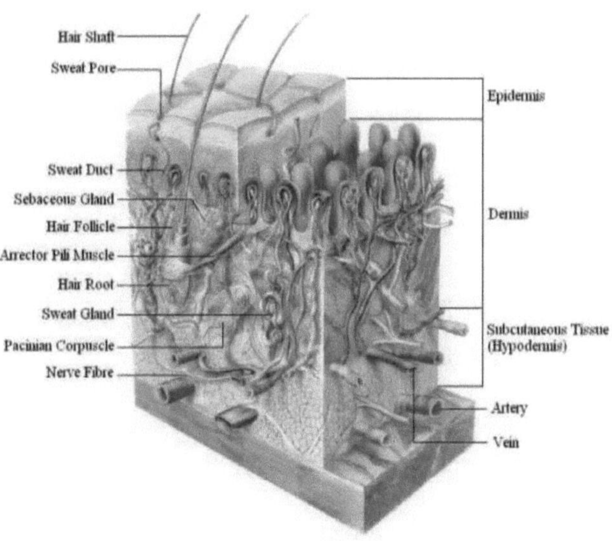

Fig. 7: Secção logitudinal da pele

A figura acima mostra a secção longitudinal da pele, onde podemos ver as três camadas da pele que se encontram na epiderme superior, na derme média e na hipoderme inferior [48].

Epiderme

Epiderme que contém as células epiteliais. Entre estas, há células mortas e células vivas. Na parte inferior, a maior parte da epiderme divide-se rapidamente e conduz as células mais velhas de forma ascendente. Os desmossomas ligam fortemente as células epidérmicas. A epiderme é microscopicamente dividida em cinco camadas, sendo o estrato córneo a camada mais externa, que consiste em muitas camadas de células compactadas, achatadas e queratinizadas [49]. Estas células actuam como barreira física para o ambiente, protegendo o corpo humano de quaisquer invasões externas. Esta camada córnea da pele apresenta propriedades físico-químicas muito peculiares. De facto, a camada córnea actua simultaneamente como uma barreira e como um reservatório. A taxa de penetração de algumas substâncias químicas através da camada córnea pode ser mil vezes melhor do que as outras [50].

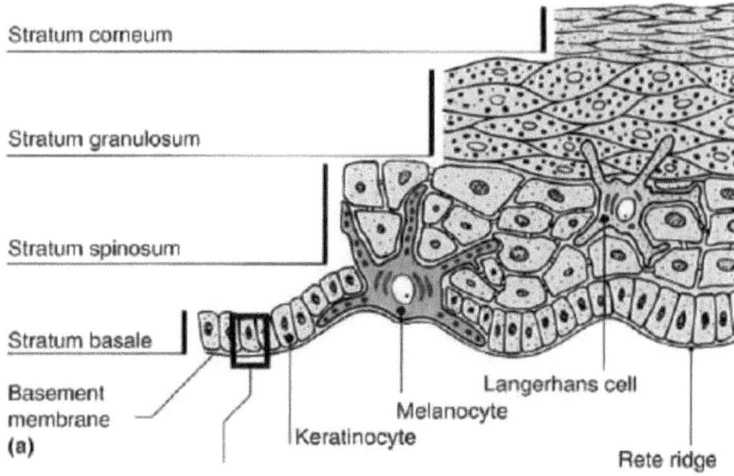

Fig 8 Camadas da epiderme.

Derme

A derme é a camada que se situa entre a epiderme e a hipoderme e contém também muitas fibras de elastina que conferem capacidade de alongamento e força à pele. Os vasos sanguíneos na derme fornecem nutrientes à epiderme e à derme [51].

Hipoderme

A hipoderme é a camada mais interna da pele sob a derme. É uma das camadas de contacto entre a pele e os tecidos subjacentes do corpo, como os músculos e os ossos.

Um estudo sobre o sistema de administração tópica de medicamentos foi efectuado por Verna A. et.al. O sistema de administração tópica de medicamentos inclui principalmente sprays, preparações líquidas, semissólidas, pó sólido, etc., e as preparações tópicas semissólidas mais utilizadas são géis, cremes e pomadas. Entre estes, os géis não apresentam um fluxo estável e são uma rede de polímeros reticulados em meio líquido. As suas propriedades dependem principalmente da interação entre o polímero no estado sólido e o componente líquido [52].

Infecções bacterianas na pele

A maioria das pessoas no universo sofre de infecções bacterianas da pele. Este é um dos problemas mais comuns encontrados na prática clínica. As infecções bacterianas da pele são causadas por bactérias, principalmente bactérias gram positivas e gram negativas. As bactérias gram positivas incluem *Staphylococcus aureus* A e B, *Streptococcus viridans* e *Enterococcus faecalis*. As bactérias gram-negativas, cujo efeito é muito reduzido, são as espécies *Capnocytophaga, Haemophilus influenza, Mycobacterium, Proteus, Pseudomonas* e outros anaeróbios. *Staphylococcus aureus*, uma das principais espécies de bactérias que causa principalmente a infeção bacteriana da pele. O *Staphylococcus aureus* e o *streptococcus pyrogens* são as fontes mais comuns de infecções cutâneas [53]. **Impetigo**

O impetigo é uma das infecções cutâneas mais comuns nas crianças. Os tipos de impetigo são o bolhoso e o não bolhoso. O impetigo não bolhoso é causado pelos *estreptococos pirogénicos* e pelo efeito misto do *estafilococo aureus*. Impetigo bolhoso que está associado ao *staphylococcus aureus*. O impetigo é mais dominante nas áreas tópicas.

Foliculite

Os *estreptococos pirogénicos*, as espécies de *pseudomonas*, os *estafilococos aureus* e as espécies de *proteus* são responsáveis pela foliculite. Os sintomas são prurido, pápulas e formação de pústulas à volta do folículo piloso.

Estes são alguns exemplos de tipos de infecções bacterianas e também existem muitos factores de risco que estão associados a estes tipos de infecções bacterianas.

Templer SJ et.al estudaram as infecções da pele e dos tecidos moles (IPS) causadas principalmente por *Staphylococcus aureus* e *Streptococcus pyrogens*. As SSTI são causadas por Staphylococcus aureus resistente à meticilina (MRSA) e a multirresistência é comum tanto nas infecções por MRSA associadas à comunidade (CA)-MRSA como nas associadas à saúde (HA)-MRSA. Mas o MRSA (HA)-MRSA é mais suscetível a alguns agentes antibióticos do que o MRSA-CA. Na verdade, as infecções superficiais por SSTI não necessitam de antibióticos, podendo ser tratadas com agentes antibióticos tópicos, compressas de calor, etc. [54].

Sistemas de administração tópica de medicamentos

A administração tópica de fármacos é definida como a aplicação de uma forma de dosagem farmacêutica na pele para o tratamento direto de uma perturbação cutânea ou da manifestação cutânea de uma doença geral, com a intenção de limitar o efeito farmacológico ou outro efeito do fármaco à superfície da pele. Por outro lado, pode dizer-se que os sistemas de administração tópica de fármacos incluem a introdução de um fármaco na superfície do corpo, na qual a formulação pode ser absorvida e que proporcionará uma libertação controlada do fármaco, reduzindo os efeitos secundários orais do fármaco e aumentando a estabilidade [55]. Nos sistemas de administração tópica de fármacos, a administração é feita por via oftálmica, vaginal, rectal e cutânea [56]. Para a administração tópica, a pele é um dos órgãos mais facilmente acessíveis do corpo humano e é também considerada a principal via dos sistemas de administração tópica de medicamentos. O sistema de administração tópica de medicamentos, que inclui uma grande variedade de formas de dosagem farmacêutica, como preparações líquidas, sprays, semi-sólidos e pós sólidos, que são aplicados diretamente por fricção, pulverização, espalhamento, etc.[57], pode também ser utilizado em doenças auto-imunes[58]. As principais utilizações da preparação tópica são os efeitos localizados no local da sua aplicação, em virtude da penetração do fármaco nas camadas subjacentes das membranas mucosas ou da pele. A principal vantagem do sistema de administração tópica de medicamentos é o facto de passar pelo metabolismo de primeira passagem [59]. A prevenção dos riscos e dos inconvenientes da terapia intravenosa e das condições mistas de absorção, como a presença de enzimas, o tempo de esvaziamento gástrico e as alterações de pH, são outras vantagens das preparações tópicas [60]. O sistema de administração tópica de fármacos é geralmente utilizado quando os outros sistemas de administração de fármacos falham ou é principalmente utilizado no controlo da dor, na contraceção e na incontinência urinária. As actividades tópicas podem ou não exigir a penetração ou deposição intra-cutânea. Os sistemas de administração tópica e transdérmica de fármacos são não invasivos e podem ser autoadministrados com a minimização dos efeitos secundários, incluindo sobretudo nanoemulsão, microesferas, fitossomas, etc. [61]. Os produtos tópicos que são desenvolvidos para diminuir o fluxo do fármaco através da pele, maximizando a sua retenção na pele, e também os fármacos tópicos que têm de penetrar no estrato córneo, a camada mais externa da pele. As preparações tópicas são aplicadas na pele para efeitos locais ou sistémicos [62]. Em alguns casos, a base pode ser utilizada isoladamente pelas suas propriedades terapêuticas, como a ação emoliente, calmante ou protetora. No entanto, muitas preparações tópicas contêm ingredientes terapeuticamente activos que se encontram dispersos ou dissolvidos na base.

Funções das formulações tópicas

Existem três funções principais para as formulações tópicas

- Devido à sua propriedade emoliente, as formulações tópicas ajudam a hidratar a pele.
- Para proteger do ambiente externo ou curar uma área intacta ou ferida da pele.
- Para administrar o medicamento na pele.

A administração tópica de fármacos é uma via notável para efeitos locais e sistémicos que apresenta muitas vantagens em relação às formas de dosagem convencionais. Devido à sua estrutura e composição em bicamada, considera-se que são mais eficazes e menos tóxicas do que as formas de dosagem convencionais. A administração tópica de medicamentos evita o metabolismo do fármaco no fígado e a preparação tópica exerce a sua ação diretamente no local de ação. A preparação tópica aumenta a biodisponibilidade do fármaco e também evita a irritação gastrointestinal [63]. A administração tópica evita a interação do medicamento com os alimentos, as bebidas e outros medicamentos administrados por via oral. Estas são as vantagens dos sistemas de administração tópica de medicamentos. O sistema de administração tópica de medicamentos contém uma grande variedade de formas de dosagem, como semissólidos, preparações líquidas, sprays e pós sólidos. A preparação semi-sólida mais utilizada para a administração tópica de medicamentos inclui géis, cremes e pomadas. Neste estudo, o gel foi tomado como forma de dosagem tópica.

Gel como forma de dosagem tópica

O gel foi apresentado no final de 1800 para nomear alguns dos materiais semi-sólidos. Devido à biocompatibilidade e à estrutura em rede, o gel tornou-se um dos principais materiais utilizados para as formulações de administração de medicamentos. O gel também contém estabilidade molecular do agente bioativo incorporado [51]. De acordo com a U.S.P., os géis são sistemas semi-sólidos que consistem numa dispersão constituída por pequenas partículas inorgânicas ou grandes moléculas orgânicas envolvidas e interpenetradas por líquido. Os géis são sistemas reticulados substancialmente diluídos, que não apresentam fluxo quando em estado estacionário. São constituídos por sistemas semi-sólidos de dois componentes ricos em líquido e também pela presença de uma estrutura contínua que proporciona propriedades semelhantes às do sólido. Os materiais estruturais que formam a rede de gel podem ser compostos por partículas inorgânicas ou macromoléculas orgânicas, principalmente polímeros. Devido às interacções físicas e químicas, podem ser criadas ligações cruzadas. Isto provoca a formação de géis em sistemas de gel físico e químico. O gel físico é causado por forças intermoleculares secundárias relativamente mais fracas e reversíveis, como as interacções dipolares, as interacções electrostáticas, as ligações de hidrogénio, as forças de Vander Waals e as interacções hidrofóbicas, enquanto os géis químicos estão associados a ligações covalentes permanentes. Em comparação com os cremes e pomadas, o gel permite uma libertação direta e mais rápida do medicamento no local de ação patológico [59].

Estrutura dos géis

Os géis são constituídos por um polímero natural e sintético que forma uma matriz tridimensional num meio de dispersão ou num líquido hidrofílico. A consistência do gel e, consequentemente, a sua rigidez dependem do grau de interligação entre os agentes gelificantes. A estrutura da rede e a natureza dos géis são largamente determinadas pela presença de partículas e pelo tipo de ligações dos agentes gelificantes. Após a aplicação, o líquido evapora, deixando o medicamento preso numa fina película de matriz gelatinosa que cobre fisicamente a pele. A força de atração responsável pela ligação entre as partículas do agente gelificante pode variar desde valências primárias fortes, como no gel de ácido silícico, até ligações de hidrogénio mais fracas e forças de Vander Waals. A natureza mais fraca destas últimas forças é indicada pelo facto de um ligeiro aumento da temperatura causar frequentemente a liquefação do gel. A natureza das partículas e o tipo de forma que é responsável pelas ligações determina a estrutura da rede e a propriedade dos géis [55].

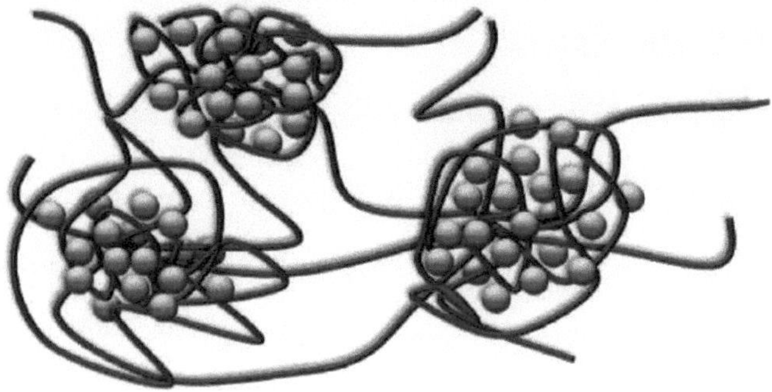

Fig. 9: Estrutura do gel.

Características dos géis

> Deve possuir a atividade antimicrobiana adequada contra o ataque microbiano.

> Não deve ser piroso.

> O agente gelificante incluído na preparação deve produzir uma natureza sólida razoável durante o armazenamento que possa ser facilmente quebrada quando sujeita a forças de cisalhamento geradas por agitação dos frascos, compressão do tubo ou durante aplicações tópicas.

> O agente gelificante não deve reagir com os outros componentes da formulação e também deve ser seguro e inerte.

A. Inchaço do gel

O inchaço é definido como o contacto entre os agentes gelificantes e o líquido que se solvata, altura em que a quantidade de líquido é absorvida pelo agente que aumenta o volume. Isto ocorre quando os solventes penetram na matriz.

B. Sinérese

Muitos dos géis contraem-se espontaneamente quando estão em repouso e expulsam algum fluido. Este processo é designado por sinérese. A formação da sinérese mostra que o gel era termodinamicamente instável. O mecanismo por detrás da contração tem sido relacionado com o relaxamento da tensão elástica desenvolvida durante o endurecimento do gel.

C. Estrutura

A inflexibilidade de um gel resulta da ocorrência de uma rede moldada pela ligação das partículas e do tipo de força que responde pelas ligações [64].

D. Reologia

As soluções dos agentes gelificantes e o espalhamento de sólidos floculados são pseudoplásticos, ou seja, exibem um comportamento de fluxo não-Newtoniano, considerado pelo aumento da taxa de cisalhamento através da diminuição da viscosidade [58].

CAPÍTULO 7

Vantagens dos géis

- O gel é um bom substituto para outras vias de administração (por exemplo, oral e intravenosa) quando há vómitos e também em situações como problemas de deglutição.
- Uma das maiores vantagens dos géis é a sua aplicação na pele. O gel pode ser aplicado muito facilmente na pele.
- Os géis proporcionam uma melhor disponibilidade para o doente, evitam o incómodo da terapia do doente e demonstram ser não invasivos.
- Os géis devem evitar a interação medicamentosa com bebidas, alimentos e outros medicamentos administrados por via oral e não há dificuldades na absorção gastro intestinal do medicamento
- A aplicação dos géis resulta numa melhor adesão do doente e não é invasiva.
- Em comparação com a administração oral, o gel necessita apenas de uma dose menor de medicamento [59].
- Os géis são menos gordurosos e facilmente removíveis.
- Os géis proporcionam uma terapia alargada com uma única aplicação.

CAPÍTULO 8

Classificação dos géis.

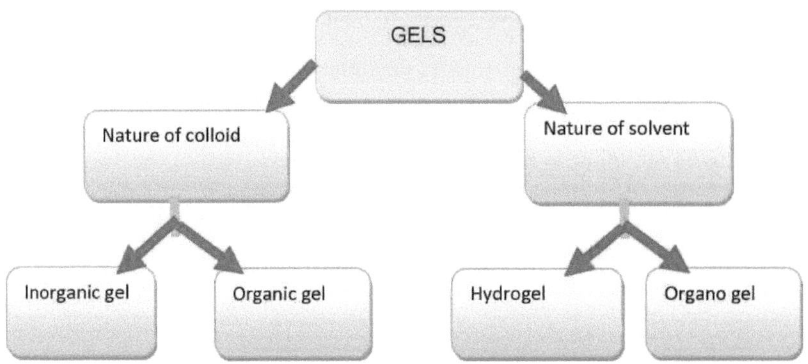

Fig. 10. Classificação dos géis.

A figura acima mostra a classificação dos géis, os géis são principalmente classificados em dois, um que se baseia na sua natureza dos colóides e o outro na natureza dos solventes. Com base na natureza dos colóides, o gel é novamente classificado em dois, ou seja, gel inorgânico e gel orgânico. De acordo com a natureza do solvente, o gel é novamente classificado em hidrogel e organogel[65]. A maior parte dos géis orgânicos são sistemas monofásicos e contêm principalmente agentes gelificantes como o tragacanto e o carbómero, que contêm a base plástica como líquido orgânico. Os hidrogéis inorgânicos têm sistemas de duas fases, como o magma de bentonite e os géis de hidróxido de alumínio. Os ingredientes contidos nos hidrogéis são solúveis em água e contêm hidrogéis orgânicos, gomas naturais e sintéticas e hidrogéis inorgânicos que incluem o tragacanto, o alginato de sódio, a sílica, a bentonite, a metilcelulose, a carboximetilcelulose e a alumina que, em concentrações elevadas, formam géis semi-sólidos.

Os hidrogéis são formados pela ligação cruzada dos polímeros através de ligações covalentes ou por integração não covalente, sendo também os hidrogéis uma rede tridimensional hidratada. Os hidrogéis contêm um teor muito elevado de água e podem diminuir os danos nos tecidos circundantes devido à sua suavidade.

natureza. Nos últimos anos, os hidrogéis têm merecido uma atenção significativa nas aplicações biomédicas, como a engenharia de tecidos ou a administração de medicamentos. Existem principalmente dois tipos de hidrogéis: os naturais e os sintéticos, que podem ser preparados a partir da natureza ou de síntese. Os hidrogéis preparados a partir de polímeros naturais proporcionam uma boa biocompatibilidade e biodegrabilidade. Os polímeros naturais utilizados para a preparação dos hidrogéis são a fibrina, a seda, a agarose, o colagénio, a gelatina, etc. Os hidrogéis à base de polímeros sintéticos são a poli (2-hidroxipropil metacrilamida) (pHEMA), o poli (ácido lático) (PLA) e o poli (etilenoglicol) (PEG).

Devido às semelhanças estruturais com os tecidos do corpo, os hidrogéis têm sido geralmente considerados como biomateriais numa vasta gama de aplicações. O sistema de administração de fármacos à base de hidrogel pode ser facilmente modificado nas suas características. As moléculas de fármaco ficam frequentemente presas fisicamente na rede e libertam-se da matriz do hidrogel devido à difusão. Os hidrogéis actuam como transportadores não só de moléculas de pequenas dimensões, mas também de macromoléculas bioactivas frágeis, por exemplo, proteínas. O hidrogel, que contém uma grande quantidade de água na rede polimérica, permite a retenção da atividade da proteína na proteção do polímero e evita a desnaturação, o que torna os hidrogéis um material ideal para armazenar e libertar a proteína. Em contrapartida, os hidrogéis sintéticos com uma rede bem definida e resistência mecânica podem oferecer uma plataforma tridimensional regular para o desenvolvimento celular [66].

Bhowmik D et.al estudaram o sistema de administração tópica de fármacos, que é uma forma mais eficaz de administração de fármacos; neste caso, o fármaco é introduzido na superfície do corpo. É importante calcular a dosagem, o que permite aos sistemas de administração de fármacos uma dosagem precisa. Se o medicamento não for administrado de forma correcta, pode ser destruído pelo organismo. As vantagens do sistema de administração tópica de medicamentos são a ausência de dor e a facilidade de utilização pelo doente, a dose certa no local certo [67].

Kaur LP et.al estudaram o gel tópico como um sistema de administração localizada de fármacos que pode ser aplicado no corpo através de vias rectal, oftálmica, vaginal e cutânea como vias tópicas. Estão disponíveis muitas formas de preparação tópica, tais como cremes, géis e pomadas. Entre estas, a formulação em gel tem melhor estabilidade e facilidade de aplicação. Os diferentes parâmetros são avaliados para o gel, tais como o pH, a granulosidade, o teor de fármaco, a viscosidade, os estudos de irritação cutânea, a capacidade de espalhamento, etc.

CAPÍTULO 9

Perfil do Medicamento (Extrato de Neem)

O neem (*Azadirachta indica*) é uma das plantas medicinais da família das maleáceas, utilizada desde há muito tempo em Ayurveda, Unani e Homoeopatia devido às suas propriedades medicinais. Podemos isolar mais de 140 compostos das várias partes da neem. O neem é utilizado como antibacteriano, antifúngico, antimalárico e também para a atividade antifertilidade. Todas as partes da árvore do neem - folhas, sementes, casca, raízes e flores - têm sido utilizadas nas medicinas tradicionais. Relativamente à propriedade de cicatrização de feridas, nenhum medicamento consegue superar a capacidade da *azadirachta indica (neem)*. Os extractos têm apenas efeitos secundários menores. O neem pode ser extraído com vários solventes para obter a sua atividade. As sementes do neem também são utilizadas para a atividade antibacteriana.

CAPÍTULO 10

Extrato metanólico de Neem

O neem (*Azadirachta indica*) é talvez a planta medicinal tradicional mais útil na Índia. Cada parte da árvore do neem tem propriedades medicinais e é, por isso, comercialmente explorável. Durante as últimas cinco décadas, para além da química dos compostos do neem, foram alcançados progressos consideráveis no que diz respeito à atividade biológica e às aplicações medicinais do neem. Atualmente, é considerada uma fonte valiosa de produtos naturais únicos para o desenvolvimento de medicamentos contra várias doenças e também para o desenvolvimento de produtos industriais. Há literatura disponível principalmente sobre as actividades biológicas de alguns dos compostos isolados da amargoseira, as acções farmacológicas dos extractos de amargoseira, os estudos clínicos e as aplicações medicinais da amargoseira, juntamente com a avaliação da sua segurança [52].

O extrato metanólico da cana do Neem mostra uma grande atividade antibacteriana. As folhas da amargoseira contêm quercetina e nimbosterol como constituintes principais e a extração metanólica das folhas da amargoseira dá a quercetina como constituintes principais que têm uma elevada atividade antibacteriana[56]. O extrato metanólico foi testado contra bactérias gram positivas (*Staphylococcus aureus, Bacillus subtilis, Micrococcus luteus*) e bactérias gram negativas *(Salmonella typherium, Escherichia coli)*. A preparação da extração metanólica de neem é simples.

Chaturvedi et.al fez uma revisão sobre a atividade antibacteriana dos extractos brutos da casca e da folha de Azadirachta indica (neem) que foram investigados em espécies bacterianas isoladas de amostras clínicas de indivíduos diabéticos. As nove diluições diferentes do extrato metanólico da casca e da folha foram testadas para este fim no método de difusão em poço de ágar. Os resultados do estudo indicam que ambos os extractos foram activos contra estirpes gram positivas e gram negativas [54].

Susmitha S. et.al desenvolveram um extrato aquoso de neem (*Azadirachta indica*) e realizaram um ensaio antibacteriano *in vitro* utilizando o método de difusão contra *Salmonella sp* e *Escherichia coli*. Os resultados mostraram que o extrato foi considerado eficaz contra as bactérias. A Concentração Bacteriana Mínima (CBM) foi determinada e também foi efectuada uma análise fitoquímica qualitativa. A cromatografia de camada fina (TLC) foi realizada utilizando diferentes sistemas de solventes para a análise de lípidos, alcalóides e flavonóides e o componente ativo separado foi sujeito a atividade antimicrobiana. A neem mostra uma grande atividade antibacteriana contra as bactérias gram positivas e gram negativas

Perfil do polímero

Policaprolactona

Estrutura química

Estrutura química da policaprolactona

Perfil físico-químico da policaprolactona

Synonym	2-0xepanone homopolymer, 6-caprolactone polymer
Category	Enhance drug stability, biodegradable polyester, thermoplastic, adhesive, stiffener, lubricant
Description	Unpleasant taste, odourless, white semi-crystalline substance
Solubility	Soluble in chloroform, dichloromethane, carbon tetrachloride, benzene, toluene, cyclohexanone and 2-nitropropane. Less soluble in acetone,2-butanone, ethyl acetate Insoluble in alcohol, petroleum ether, diethyl ether
Melting point	58-60°C

CONCLUSÃO

Os medicamentos à base de plantas são utilizados por 80% da população mundial devido aos seus efeitos secundários mais reduzidos, à sua segurança e eficácia e ao facto de serem culturalmente bem aceites pelos doentes. É necessário desenvolver um sistema eficaz de administração de medicamentos à base de plantas. O neem é um dos medicamentos à base de plantas que são utilizados desde o período antigo e que contém mais de 140 constituintes. O extrato metanólico de folhas de neem tem uma maior atividade antibacteriana contra as bactérias gram positivas e gram negativas. O desenvolvimento de novas formas de administração de fármacos (NDDS) desempenha um papel crucial para ultrapassar os vários constrangimentos, como a fraca biodisponibilidade, a estabilidade *in vivo*, a solubilidade, etc. As formulações como as microesferas, os etossomas, os niosomas e os lipossomas têm um grande potencial para administrar eficazmente os medicamentos à base de plantas. As microesferas são uma das formulações do novo sistema de entrega de medicamentos que consiste em partículas menores da faixa de tamanho de 1 ^ m - 1000цт (1 mm), as microesferas podem ser ingeridas ou injetadas e podem ser adaptadas para o perfil de liberação desejado e o medicamento pode ser liberado facilmente das microesferas. As microesferas também podem ser administradas topicamente. Os sistemas de administração tópica de fármacos são melhores para o tratamento local e sistémico, podendo penetrar mais profundamente e proporcionar uma melhor absorção, além de evitar a irritação gastrointestinal e aumentar a biodisponibilidade dos fármacos. O gel é uma das formulações tópicas que apresenta melhores propriedades de aplicação e estabilidade em comparação com outras formulações tópicas.

REFERÊNCIAS

1. Jing J, Sklar EG, Vernon SO, Cheun S. Factores que afectam a adesão à terapêutica: A review from the patient's perspective. Ther Clin Risk Manag 2008;4:269-86.

2. Solecki RS, Shanidar IV. A neanderrhal flower burial in northen Iraq. Science 1975;190:880-1.

3. Salanki A, Kutty SK. Compostos derivados de plantas em ensaios clínicos. Drug Discov Today 2007;13:161-71.

4. Park K. Sistemas de administração controlada de medicamentos: Passado para a frente e futuro para trás. J Control Release 2014;190:3-8.

5. Hoffman AS. A origem e a evolução dos sistemas de administração controlada de medicamentos. J Control Release 2008;132:153-63.

6. Srikanth P, Raju N, Raju WS, Raj B. Uma revisão sobre a entrega de medicamentos controlados por via oral. Int J Adv Pharm 2013;3:51-8.

7. Huang X, Brazel CS. On the importance and mechanisms of burst release in matrix-controlled drug delivery systems. J Control Release 2001;73:121-36.

8. Jha SK, Dey S, Karki R. Microemulsions-potential carrier for improved drug delivery. Asian J Biomed Pharm Sci 2011;1:5-9.

9. Vasir JK, Tambwekar K, Garg S. Bioadhesive microspheres as a controlled drug delivery system. Int J Pharm 2003;255:13-32.

10. Muller RH, Mader K, Gohla S. Solid lipid nanoparticles (SLN) for controlled drug delivery - a review of the state of the art. Eur J Pharm Biopharm 2000;50:161-77.

11. Brannon-Peppas L. Recent advances on the use of biodegradable microparticles and nanoparticles in controlled drug delivery. Int J Pharm 1995;116:1-9.

12 Musthaba SM, Baboota S, Ahmed S, Ahuja A, Ali J. Estado da nova tecnologia de administração de medicamentos para fitoterapêuticos. Expert Opin Drug Deliv 2009;6:625-37.

13 Allen TM, Cullis PR. Sistemas lipossómicos de administração de

medicamentos: do conceito às aplicações clínicas. Adv Drug Deliv Rev 2013;65:36-48.

14 Xu X, Burgess DJ. Lipossomas como transportadores para entrega controlada de medicamentos. Adv Deliv Sci Technol 2011;3:195-220.

15 Ajazuddin, Saraf S. Applications of novel drug delivery system for herbal formulations (Aplicações de novos sistemas de administração de medicamentos para formulações à base de plantas). Fitoterapia 2010;81:680-9.

16 Flaten GE, Chang TT, Phillips WT, Brandl M, Bao A, Goins B. Formulações lipossómicas de camptotecina pouco solúvel: retenção de fármacos e biodistribuição. J Liposome Res 2013;23:70-81.

17 . Priprem A, Sutthiparinyanont S, Young JS, Chulasiri M. Efeito de formulações de lipossomas de quercetina nanosizados em COX-2 e NF-kB em células MCF-10A. Pharm Nanotechnol 2015;1:26-34.

18 Li L, Braiteh FS, Kurzrock R. Liposome-encapsulated curcumin: In vitro and in vivo effects on proliferation, apoptosis, signaling, and angiogenesis. Cancer Res 2005;104:1322-31.

19 Zhigaltsev IV, Maurer N, Akhong QF, Leone R, Leng E, Wang J, et al. Vincristina, vinblastina e vinorelbina encapsuladas em lipossomas: Um estudo comparativo da carga e retenção do fármaco. J Control Release 2005; 104:103-11.

20 Fang JY, Hwang TL, Huang YL, Fang CL. Melhoria da administração transdérmica de catequinas por lipossomas que incorporam surfactantes aniónicos e etanol. Int J Pharm 2006;310:131-8.

21 . Elmowafy M, Viitala T, Ibrahim HM, Abu-Elyazid SK, Samy A, Kassem A, et al. Lipossomas carregados com silimarina para a seleção de alvos hepáticos: Avaliação in vitro e captação de fármacos HepG2. Eur J Pharm Sci 2013;50:161-71.

22 Samaligy MS, Afifi NN, Mahmoud EA. Aumento da biodisponibilidade da silimarina utilizando um sistema de entrega lipossómica bucal: preparação e

investigação do desenho experimental. Int J Pharm 2006;308:140-8.

23 . Zhong H, Deng Y, Wang X, Yang B. Formulação de lipossomas multivesiculares para a administração sustentada de breviscapina. Int J Pharm 2005;301:15-24.

24 Yang T, Cui FD, Choi MK, Lin H, Chung SJ, Shim CK, et al. Formulação lipossómica de paclitaxel com maior solubilidade e estabilidade. Drug Deliv 2007;14:301-8.

25 . Singh HP, Utreja P, Tiwary AK, Jain S. Formulação lipossomal elástica para administração sustentada de colchicina: caraterização in vitro e avaliação in vivo da atividade anti-gota. AAPS J 2009;11:54-64.

26 .Singh: Aplicações de novos sistemas de administração de medicamentos para aumentar o potencial terapêutico de fitoconstituintes Asian Journal of Pharmaceutic^ - Out-Dez 2015 (Suppl) - 9 (4) | S10

27 . He ZF, Liu DY, Zeng S, Ye JT. Estudo sobre a preparação de lipossomas de ampelopsina. Zhongguo Zhong Yao Za Zhi 2008;33:27-30.

28 Rao JP, Geckeler KE. Nanopartículas de polímero: Técnicas de preparação e parâmetros de controlo de tamanho. Progress Polym Sci 2011;36:887-913.

29 Kumari A, Yadav SK, Yadav SC. Sistemas de administração de medicamentos baseados em nanopartículas poliméricas biodegradáveis. Colloids Surf B Biointerfaces 2010;75:1-18.

30 Leo E, Scatturin A, Vighi E, Dalpiaz A. Polymeric nanoparticles as drug controlled release systems: a new formulation strategy for drugs with small or large molecular weight. J Nanosci Nanotechnol 2006;6:3070-9.

31 . Chan JM, Valencia PM, Zhang L, Langer R, Farokhzad OC. Nanopartículas poliméricas para administração de medicamentos. Methods Mol Biol 2010;624:163-75.

32 . Soppimath KS, Aminabhavi TM, Kulkarni AR, Rudzinski WE. Nanopartículas poliméricas biodegradáveis como dispositivos de administração de medicamentos. J Control Release 2001;70:1- 20.

33 Chaturvedi M, Kumar M, Sinhal A, Saifi A. Desenvolvimentos recentes em novos sistemas de entrega de medicamentos à base de plantas. Int J Green Pharm 2011;5:87-94.

34 Ansari SH, Islam F, Sameen M. Influência da nanotecnologia nos medicamentos à base de plantas: Uma revisão. J Adv Pharm Technol Res 2015;3:142-6.

35 Devi VK, Jain N, Valli KS. Importância de novos sistemas de administração de fármacos em medicamentos à base de plantas. Pharmacogn Rev 2010;4:27-31.

36 . Zeisser-Labouebe M, Lange N, Gurny R, Delie F. Nanopartículas carregadas com hipericina para o tratamento fotodinâmico do cancro do ovário. Int J Pharm 2006;326:174-81.

37 Liu MX, Dong J, Yang YJ, Yang XL, Xu HB. Preparação e toxicidade de nanopartículas de poli (D,L-ácido lático) carregadas com triptolida. Yao Xue Xue Bao 2004;39:556-60.

38 . Khemani M, Sharon M, Sharon M. Encapsulamento de berberina em PLGA de tamanho nano sintetizado pelo método de emulsificação. ISRN Nanotechnol 2012;34;12- 21.

39 Chang CH, Huang WY, Lai CH, Hsu YM, Yao YH, Chen TY, et al. Desenvolvimento de novas nanopartículas revestidas com heparina para administração de berberina no tratamento de Helicobacter pylori. Ata Biomater 2011;7:593-603.

40 . Leonard K, Ahmmad B, Okamura H, Kurawaki J. Síntese verde in situ de nanopartículas de ouro biocompatíveis com ginseng com uma estabilidade notável. Colloids Surf B Biointerfaces 2011;82:391-6.

41 . Li X, Lu X, Xu H, Zhu Z, Yin H, Qian X, et al. As nanopartículas coloadas de paclitaxel/tetrandrina promovem eficazmente a apoptose das células cancerígenas gástricas com base na terapia de oxidação. Mol Pharm 2012;9:222-9.

42 Xu H, Hou Z, Zhang H, Kong H, Li X, Wang H, et al. Uma entrega eficiente de tetrandrina por nanopartículas de poli (Nvinilpirrolidona) -bloco-poli (c-

caprolactona) (PVP-bPCL) mostra uma maior indução apoptótica de células de cancro do pulmão e inibição da sua migração e invasão. Dove Press 2013;9:231-42.

43 Yen FL, Wu TH, Tzung L, Cham TY, Ching CL. As nanopartículas carregadas com naringenina melhoram as propriedades físico-químicas e os efeitos hepatoprotectores da naringenina em ratos administrados por via oral com insuficiência hepática aguda induzida por CCl4. Pharm Res 2009;26:893-901.

44 Panneerselvam S, Kumpati P, Saraswathy DP. Formulação, caraterização e avaliação farmacocinética do nanosistema polimérico mucoadesivo gastroretentivo carregado com naringenina para administração oral de medicamentos. J Drug Deliv Ther 2015;2:107-14.

45 Tian Q, Wang W, He XT, Zhu XC, Huang W, Zhang CN, et al. Nanopartículas modificadas com ácido glicirretínico para administração de fármacos: Preparação e caraterização. Chin Sci Bull 2009;54:3121-6.

46 Kumar R, Kumar MS, Mahadevan N. Emulsões múltiplas: Uma revisão. Int J Adv Pharm Res 2012;2:9-19.

47 Mujaffar F, Singh UK, Chauhan L. Revisão da microemulsão como entrega futurista de medicamentos. Int J Pharm Pharm Sci 2013;5:39-51.

48 . McClements DJ. Nanoemulsões versus microemulsões: Terminologia, diferenças e semelhanças. Soft Matter 2012;8:1719-29.

49 Strickley RG. Excipientes solubilizantes em formulações orais e injectáveis. Pharm Res 2004;21:201-30.

50 Wasan KM. Role of Lipid Excipients in Modifying Oral and Parentral Drug Delivery (Papel dos Excipientes Lipídicos na Modificação da Administração Oral e Parentral de Medicamentos). New York: Wiley Interscience; 2007.

51 Hu L, Jia Y, Niu F, Jia Z, Yang X, Jiao K. Preparação e aumento da biodisponibilidade oral da curcumina utilizando veículo de microemulsões. J Agric Food Chem 2012;60:7137-41.

52 Sintov AC. Entrega transdérmica de curcumina via microemulsão. Int J Pharm

2015;481:97-103.

53 . Chen L, Zhao X, Cai J, Guan Y, Wang S, Liu H, et al. Hidrogéis à base de microemulsão carregados com triptolida: propriedades físicas e permeabilidade percutânea. Ata Pharm Sin B 2013;3:185-92.

54 Ali J, Akhtar N, Sultana Y, Baboota S, Ahuja A. Formulações de gel de microemulsão antipsoriática para administração tópica de óleo de babchi (Psoralea corylifolia). Methods Find Exp Clin Pharmacol 2008;30:277-85.

55 . Panapisal V, Charoensri S, Tantituvanont A. Formulação de sistemas de microemulsão para administração dérmica de silimarina. AAPS PharmSciTech 2012;13:389- 99.

56 Yin YM, Cui FD, Mu CF, Choi MK, Kim JS, Chung SJ, et al. Microemulsão de docetaxel para melhorar a biodisponibilidade oral: Preparação e avaliação in vitro e in vivo. AAPS Pharm Sci Technol 2009;140:86-94.

57 Gui S, Wu L, Pan J, Wen Z, Kai W, Wang J. Estudo sobre a preparação da microemulsão de berberina e a sua absorção no intestino. Zhongguo Zhong Yao Za Zhi 2009;34:398-401.

58 Gui SY, Wu L, Peng DY, Liu QY, Yin BP, Shen JZ. Preparação e avaliação de uma microemulsão para administração oral de berberina. Pharmazie 2008;63:516-9.

59 Ahmed EM. Hidrogel: Preparação, caraterização e aplicações: Uma revisão. J Adv Res. 2015; 6:105-121.

60 Sun Y, Kaplan JA, Shieh A, Sun HL, Croce CM. Auto-montagem de um hidrogel de 5- fluorouracil-dipeptídeo. Chem. Commun. 2016; 52:5254-5257.

61 . Kim SH, Sun Y, Kaplan JA, Grinstaff MW, Parquette JR. Photo-crosslinking of a self-assembled coumarin-dipeptide hydrogel. New J Chem. 2015; 39: 3225-3228.

62 Verhulsel M, Vignes M, Descroix S, Malaquin L. A review of microfabrication and hydrogel engineering for micro-organs on chips. Biomaterials. 2014; 35:1816 1832.

63 . Daniele MA, Adams AA Naciri J. Redes interpenetrantes à base de gelatina metacrilamida e PEG formadas utilizando simultaneamente químicos de clique de tiol para andaimes de engenharia de tecidos de hidrogel. Biomaterials. 2014; 35:1845-1856.

64 Yu X, Jiao Y, Chai Q. Aplicações de Nanopartículas de Ouro em Biossensores. Nano LIFE. 2016;6,:164-7.

65 Yu X, Chen X, Chai Q, Ayres N. Síntese de organogeladores de polímeros utilizando ligações de hidrogénio como ligações cruzadas físicas. Colloid Polym. Sci. 2016; 294:5968.

66 Billiet T, Vandenhaute M, Schelfhout J. A review of trends and limitations in hydrogel-rapid prototyping for tissue engineering. Biomaterials. 2012; 33: 6020-6041.

67 Hoffman AS. Hydrogels for biomedical applications. Adv Drug Deliv Rev. 2012; 64: 18-23.

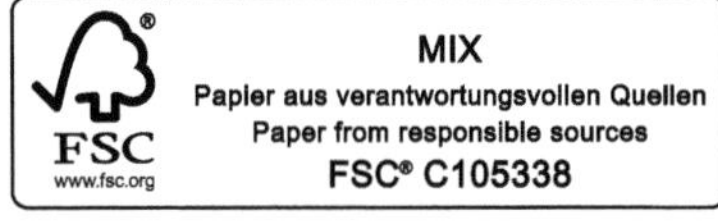

Printed by Books on Demand GmbH, Norderstedt / Germany